PUBLICATIONS DU *PROGRÈS MÉDICAL*

DES

ECCHYMOSES TABÉTIQUES

A LA SUITE

DES CRISES DE DOULEURS FULGURANTES

Par I. STRAUS,
Agrégé de la Faculté, médecin de l'hôpital Tenon.

(Extrait des *Archives de Neurologie*, n° 4, 1881.)

PARIS

AUX BUREAUX DU PROGRÈS MÉDICAL
6, rue des Écoles.

V.-A. DELAHAYE ET LECROSNIER
Place de l'École-de-Médecine.

1881

DES

ECCHYMOSES TABÉTIQUES

A LA SUITE

DES CRISES DE DOULEURS FULGURANTES

Par I. STRAUS,

Agrégé de la Faculté, médecin de l'hôpital Tenon.

Les troubles vasculaires et nutritifs qui surviennent parfois à la suite des crises douloureuses fulgurantes chez les ataxiques sont aujourd'hui des faits de notion vulgaire. M. Charcot consacre un court mais substantiel paragraphe de ses *Leçons sur les maladies du système nerveux* aux éruptions cutanées que l'on observe parfois dans le cours de l'ataxie.

« Ces affections cutanées, dit-il, peuvent être groupées ainsi qu'il suit : *a, éruptions papuleuses* ou *lichénoïdes ; b, urticaire ; c, zona ; d, éruptions pustuleuses*, ayant de l'analogie avec l'ecthyma.

« Voici, en quelques mots, le résultat de nos observations à ce sujet. Il n'est pas rare de voir la peau des jambes et des cuisses se couvrir temporairement d'une éruption papuleuse ou lichénoïde plus ou moins confluente, à la suite des accès de douleurs fulgurantes spéciales à l'ataxie locomotrice. Chez une femme actuellement en traitement à la Salpêtrière, d'énormes plaques d'urticaire se produisent à chaque accès au niveau des points où siègent les douleurs les plus vives. Chez une autre, la peau de la région fessière droite s'est couverte d'une éruption de zona limitée au trajet des filets nerveux occupé par les fulgurations douloureuses. Une troisième malade, enfin, a présenté, dans des circonstances analogues, des phénomènes encore plus remarquables. Cette femme, âgée de 61 ans, est actuellement atteinte d'ataxie locomotrice bien caractérisée ; chez elle, la maladie a évolué d'une manière très rapide, car les premiers accès de douleurs fulgurantes datent du mois de mars 1865, et déjà, en juillet 1866, l'incoordination était assez prononcée pour rendre la marche difficile. Un de ces accès, qui eut lieu en juin 1867, présenta une intensité exceptionnelle. Les douleurs, qui étaient vraiment atroces, parurent fixées pendant plusieurs jours sur le trajet des rameaux cutanés des nerfs petit sciatique et releveur de l'anus du côté droit. Pendant ce temps, les parties correspondantes de la peau se couvrirent de très nombreuses pustules, analogues à l'ecthyma, dont quelques-unes devinrent le point de départ d'ulcérations profondes.... Dans un autre accès, les douleurs fulgurantes suivirent la direction de la branche verticale du nerf saphène interne gauche, et une éruption pustuleuse se produisit bientôt sur la peau des régions où se distribue ce nerf.

« Un caractère commun à toutes ces éruptions, — et ce caractère est bien propre à faire voir qu'il ne s'agit pas, en pareil cas, d'éruptions banales, — c'est qu'elles se montrent de concert avec certaines exacerbations, exceptionnellement intenses et tenaces, des douleurs spéciales, en quelque sorte pathognomoniques de la sclérose fasciculée des cordons postérieurs, et que l'on a coutume de désigner sous le nom de douleurs fulgurantes. Je relèverai cet autre caractère que les éruptions en question siègent habituellement sur le trajet même des nerfs envahis par la fulguration douloureuse[1] ».

M. le professeur Vulpian relate des faits analogues :

« J'ai vu, dit-il, chez une femme ataxique, des éruptions de lichen généralisé apparaître vers la fin des crises de douleurs fulgurantes des membres et de l'estomac, douleurs extrêmement violentes, déterminant un état lypothymique plus ou moins prolongé et des syncopes répétées; ces éruptions causaient des démangeaisons si insupportables, que la malade redoutait cette sorte de phénomène critique presqu'à l'égal des crises gastriques elles-mêmes.

« J'ai eu sous les yeux, à l'hôpital de la Pitié, un malade qui était tourmenté aussi de crises gastriques d'une violence excessive; or, chaque fois qu'il était menacé d'une crise, ou au début de cette crise, diverses régions de son corps, entre autres la partie antérieure du thorax et de l'abdomen, le haut de la face antérieure des cuisses, se couvraient d'une éruption de roséole papuleuse, disséminée en groupes plus ou moins étendus[2]. »

Ces éruptions et ces troubles vasculaires de la peau affectent avec les douleurs fulgurantes une connexion évidente ; ils constituent du reste, ainsi que le font remarquer les auteurs que nous venons de citer, un épiphénomène rare dans le cours de l'ataxie locomotrice.

[1] Charcot.— *Leçons sur les maladies du système nerveux*, 2e édition, t. I, p. 76.

[2] Vulpian.— *Maladies du système nerveux*, leçons professées à la Faculté de médecine. Paris, 1879, p. 338.

Il n'en est pas de même d'un autre phénomène de nature vasculaire, que je crois être le premier à signaler, et dont l'existence, sans être la règle, est assez commune dans les tabes, à en juger du moins par le nombre de faits relativement considérable que j'ai pu observer depuis le peu de temps que mon attention a été dirigée sur ce point : je veux parler de l'apparition de *taches ecchymotiques* sur la peau des membres, à la suite de crises violentes de douleurs fulgurantes.

C'est d'une manière pour ainsi dire fortuite que j'ai été conduit à cette constatation. Un ataxique de mon service (voir p. 7, OBS. I) a été pendant quelque temps l'objet de recherches suivies sur le réflexe patellaire, complètement aboli chez lui. Un matin, en le découvrant, je fus frappé de la présence de plusieurs plaques ecchymotiques, noirâtres, au voisinage du ligament rotulien, identiques à celles qui résulteraient d'un fort coup ayant porté sur la région. Je crus y voir le résultat de percussions trop énergiques dans le but de provoquer le réflexe tendineux, et je m'en enquis auprès du malade. Sa réponse fut négative : ces taches, me dit-il, n'avaient rien à voir avec un choc quelconque; elles étaient *absolument spontanées* et depuis plusieurs années, il était habitué à les voir apparaître sur divers point de la peau des membres inférieurs, *quelques heures après la cessation* des grandes crises fulgurantes.

Cette déclaration me frappa et le malade fut soumis les jours et les semaines qui suivirent, à une observation rigoureuse; il avait dit vrai : il s'agissait bien d'*ecchymoses spontanées*, liées à l'existence de crises fulgurantes, chez lui d'une intensité et d'une durée exceptionnelles.

Depuis lors, j'ai retrouvé le même symptôme chez deux autres tabétiques ; mes excellents collègues et amis, MM. Hanot, Hallopeau et Rendu, auxquels j'ai parlé du phénomène, m'en ont presqu'aussitôt communiqué, de leur côté, chacun une observation très nette.

Les particularités qui caractérisent ces *ecchymoses tabétiques* sont indiquées, en grande partie, dans le corps des observations qui suivent ; je les résumerai à la fin de cette note.

Observation I[1].

Ataxie locomotrice datant de 6 ans. — Violentes douleurs fulgurantes dans les membres inférieurs. — Incoordination motrice datant de 2 ans. — Depuis 4 mois, douleurs fulgurantes aux extrémités supérieures et douleurs constrictives à la base du thorax. — Apparition d'ecchymoses sur la peau des membres inférieurs et supérieurs, à la suite des fortes crises fulgurantes.

Martin Pierre, âgé de 34 ans, menuisier, entre le 16 janvier 1880 à l'hôpital Tenon, salle Saint-Augustin, lit n° 11, service de M. Straus.

Il habite Paris depuis 22 ans. En 1862, il eut une fluxion de poitrine; en 1866, une conjonctivite; en 1868, une blennorrhagie qui dura 6 mois. En 1874, apparition de douleurs lancinantes très vives, occupant les talons seulement, revenant d'abord à des intervalles de 8 jours, puis à 3 ou 4 jours seulement de distance. Il se rappelle avoir éprouvé en même temps à la région dorsale des douleurs passagères comme celles du

[1] D'après les notes recueillies sous nos yeux par M. E. Maison, externe de mon service.

lumbago. En 1878, exaltation manifeste, mais passagère, du sens génésique, suivie depuis lors d'un affaiblissement graduel des désirs vénériens. Ceux-ci n'ont cependant pas disparu totalement, et il éprouve encore des érections de temps à autre.

A cette même époque, apparurent dans les mollets des douleurs très vives, qu'il compare à une sensation de tenaillement. Il existait en même temps des douleurs constrictives au niveau des cou-de-pied, et une sensation de clapotement dans l'articulation lors des mouvements. Ces douleurs furent considérées par les médecins qu'il consulta comme étant de nature rhumatismale.

Vers la même époque, la marche devint difficile et maladroite. Il s'accrochait aux rebords des trottoirs, et devait marcher les jambes écartées. Il n'y a jamais eu ni strabisme ni diplopie.

Il y a 8 mois, le malade se rendant à la cave, sa bougie s'est éteinte, et il ne put remonter qu'en se portant sur les mains et en s'accrochant à la rampe, n'ayant aucune notion de la situation de ses jambes. Depuis cette époque, la marche à l'obscurité est devenue impossible.

État actuel (*mars.*)— L'incoordination motrice est extrêmement accusée. Le malade garde le lit constamment, ou passe quelques heures sur une chaise; mais il lui est impossible de faire un pas tout seul, ou même à l'aide de béquilles. Il faut qu'il soit soutenu et dirigé par quelqu'un pour accomplir quelques pas. La démarche est caractéristique (démarche de pantin); il lance les jambes, les projette en dehors, frappe du talon; parfois même l'incoordination est telle qu'il a failli faire tomber l'infirmier qui le guidait. Le malade cependant sent le sol, et n'éprouve pas la sensation de caoutchouc ou de velours.

Les muscles des extrémités inférieures sont puissants et nullement atrophiés. Quand on l'examine couché, leur force est très grande, et on ne peut lui faire fléchir ou étendre la jambe malgré lui.

Il éprouve dans les extrémités inférieures des douleurs lancinantes, fulgurantes, constrictives, caractéristiques, et que le malade, très intelligent et s'observant bien, décrit avec une grande énergie et une grande vérité. Ces douleurs sont tantôt passagères, ne se produisant que par instants; d'autres fois elles procèdent par crises, par séries, constituant de véritables accès d'une durée d'une nuit, de 24 heures quelquefois, pendant lesquelles les douleurs sont extrêmement vives, subintrantes ; à leur suite le malade, privé de sommeil, est extrêmement fatigué.

Outre les douleurs fulgurantes des extrémités inférieures, il éprouve à la base du thorax des douleurs constrictives, comme s'il était serré jusqu'à étouffer dans un corset. Le malade diminue ses douleurs en exerçant une pression avec les mains à la base du thorax, ou bien en s'appliquant une compresse d'eau froide sur la région épigastrique. Ces douleurs thoraciques ne s'accompagnent pas de crises gastralgiques proprement dites.

Les membres supérieurs sont également atteints. Il ressent dans le bout des doigts, surtout dans le petit doigt et l'annulaire des deux côtés, une sensation de fourmillement, d'engourdissement douloureux, et parfois d'élancements ne dépassant guère le poignet. Cette sensation empêche le malade d'exécuter tout mouvement précis, de compter par exemple des pièces de monnaie dans l'obscurité.

La sensibilité générale est très amoindrie aux deux jambes. Les piqûres, le pincement, pour être perçus, doivent être assez énergiques, et ces sensations sont mal *situées* par le malade. Notable diminution dans la vitesse de transmission des impressions sensitives. Aux extrémités supérieures, ainsi que sur le tronc et la face, la sensibilité est à peu près intacte. La sensibilité thermique paraît conservée partout. Le chatouillement de la plante des pieds est senti, mais ne provoque aucun réflexe.

Le *réflexe patellaire* est absolument *aboli*. — Pas de troubles de la vue. Les pupilles ont une dimension normale. Elles obéissent à la lumière ainsi qu'aux efforts d'accommodation (absence du phénomène d'Argyll-Robertson); cependant la vue, bien qu'ayant conservé toute son acuité, se fatigue après un court exercice. Au bout de cinq minutes de lecture, un nuage s'étend devant les yeux, et empêche toute lecture continue. Légère ptose de la paupière supérieure droite.

Constipation habituelle. Le malade reste 8 ou 9 jours sans aller à la selle; encore faut-il recourir à un lavement ou à un purgatif. Les purgatifs même échouent fréquemment, et la constipation ne cède qu'aux lavements. La miction, qui a été involontaire pendant une dizaine de jours, s'effectue bien aujourd'hui.

Sommeil très léger. Le malade ne trouve pas une situation pour soulager ses douleurs, se remue constamment, et se réveille à peu près chaque demi-heure sous l'influence des douleurs.

Le 8 mars, pour la première fois, on constate au niveau de la rotule et de la face externe du tibia du côté gauche *la présence d'ecchymoses verdâtres, ressemblant absolument à celles qui proviendraient d'un coup*. On pensa qu'elles étaient le résultat de percussions trop énergiques faites dans le but d'explorer le réflexe patellaire. Mais le malade déclare que ces ecchymoses n'existent que depuis 24 heures, qu'elles n'ont rien à faire avec le traumatisme, et que leur apparition coïncide avec une crise de douleurs fulgurantes des extrémités inférieures, qui s'est produite dans la nuit du 6 au 7 mars. Il dit avoir souvent observé ces taches en pareil cas, depuis 1875.

Elles dureraient 3 à 5 jours, plus ou moins longtemps suivant leur étendue, qui ne dépasse guère celle d'une pièce de 5 francs, et suivant l'intensité de leur coloration. Ces taches se produiraient toujours *après* les grandes crises douloureuses nocturnes, et auraient commencé à se montrer précisément à l'époque où les douleurs sont devenues violentes et de longue durée, comme elles le sont encore aujourd'hui.

Le malade dit être certain de ne jamais s'être cogné, de n'avoir jamais fait de chute, ni reçu de coup avant la production de ces taches. Ces taches sont généralement situées, dit-il, au-dessus des points particulièrement douloureux, à une distance variant de 10 à 15 centimètres; elles sont d'abord d'un rouge vineux, sans élevure ni saillie, sans douleur spontanée ni à la pression; elles deviennent ensuite verdâtres et jaunâtres, puis disparaissent complètement après une durée maxima de 5 à 6 jours. Le malade a constaté ce phénomène une vingtaine de fois, dit-il, et plusieurs fois au gras du mollet, ce qui exclut toute idée de choc contre une partie osseuse située superficiellement, comme par exemple la face antéro-interne du tibia.

18 *mars*. — Toute trace des dernières ecchymoses a disparu.

Le malade ne ressent actuellement que des douleurs constrictives, et celles-ci ne donnent pas lieu à la production des troubles vaso-moteurs cités plus haut sur la peau du tronc.

20 *mars*. — Le malade a vu éclore, à la suite de ses douleurs, qui n'ont pas cependant le caractère fulgurant, des taches au nombre de deux, situées à la région de la patte-d'oie (jambe gauche). Il dit à ce propos avoir remarqué que ces taches sont d'autant *plus développées que la douleur a été plus aiguë*, et dans le cas actuel, où il a assez peu souffert, elles sont relativement pâles et peu développées, atteignant à peine le diamètre d'une pièce de un franc.

22 *mars*. — Les bras et la face interne des cuisses et des jambes sont couverts d'une éruption érythémateuse très légère qu'il attribue à l'emploi des bains sulfureux. L'aspect de cette éruption tranche absolument avec la couleur des deux ecchymoses qui sont aujourd'hui d'une couleur jaune ocreuse.

25 *mars*. — Le malade, après avoir éprouvé des douleurs constrictives le long de la portion radiale des deux bras, son attention ayant été éveillée à ce sujet, et étant au bain, s'aperçut de la présence sur la partie moyenne et antérieure du bras, au niveau du centre du biceps, de *trois taches ecchymotiques*. L'une de ces taches, de la grandeur d'une pièce de 50 centimes, offre une teinte rouge sombre, franchement hématique. Elle est entourée d'une zone pâle, jaune sale, indiquant déjà un certain degré d'altération du pigment sanguin. On dirait absolument d'un pinçon siégeant sur la peau. — Vers la saignée existent deux ou trois taches d'un jaune plus éteint, de la grandeur d'une lentille. Aucune trace d'éruption ni de modification de la vascularisation de la peau partout ailleurs. — Sur le bras gauche, à la face postérieure, en arrière de l'empreinte deltoïdienne, existe également une tache ecchymotique très petite ; il en est de même à la région épicondylienne.

Interrogé, le malade nous dit que pour la première fois, depuis sa maladie, il a éprouvé dans les avant-bras, jusqu'au coude, des douleurs, non lancinantes, mais constrictives. (Il lui semble être serré comme dans un étau.) Ces douleurs, sans être permanentes, durent longtemps et procèdent par crises d'une heure environ, avec sensation d'engourdissement et de fourmillement dans les mains et le poignet principalement, et il lui semble, quand il soulève la main, qu'il élève un poids de plusieurs kilogrammes. Ici donc, comme aux extrémités inférieures, les ecchymoses siègent dans le segment du membre *situé au-dessus* de celui où résident principalement les douleurs. Pas de troubles de la sensibilité à la peau des membres supérieurs. Persistance de l'ataxie déjà constatée. Écart de 20 à 30 centimètres quand, les yeux fermés, on lui dit de toucher le nez avec le bout du doigt.

26 *mars*.—Dans la soirée du vendredi 26, douleurs violentes, lancinantes occupant les deux jambes et les bras, ainsi que les orteils et la plante des pieds. Elles ont duré jusqu'au matin du 27, légèrement améliorées par un bain sulfureux; elles reprirent le soir au point d'empêcher le sommeil. Ces douleurs étaient extrêmement intenses, surtout aux jambes.

A 2 heures, le 28, le malade aperçut sur la face antérieure de la jambe droite, le long de la crête du tibia, des taches nombreuses, occupant toute la hauteur de la jambe, d'une coloration rouge pâle, foncée, se rapprochant déjà, d'après le malade, des anciennes ecchymoses. Ces taches n'étaient pas franchement hématiques, même au début de leur apparition. Le malade, dont l'attention est dirigée sur ce point, avait examiné ses jambes avant midi, et à ce moment il n'avait pas trouvé trace de tache. Comme d'habitude, leur *apparition coïncide avec l'apaisement* notable des douleurs; le malade a regardé ses jambes avec la presque certitude d'y trouver ces taches; il a dormi cette nuit, et ce matin 29, nous constatons de véritables taches ecchymotiques, dont deux de la grandeur d'une pièce de 2 francs, brun-rouges au centre, verdâtres à la périphérie. Au membre supérieur, où les douleurs ont été moins fortes, pas d'ecchymoses; les anciennes ont disparu. — Il faut noter que, malgré l'existence de véritables crises gastriques accompagnant parfois les crises de douleurs thoraciques, et marquées par des vomissements, le malade n'a jamais vomi de sang.

3 *avril*. — Dans la journée d'hier, dans la nuit et la matinée d'aujourd'hui, douleurs constrictives dans les bras et les avant-bras, pas dans les extrémités inférieures. Ce matin, au réveil, le malade nous signale l'apparition de taches jaunes disséminées sur la peau du bras, ressemblant à des ecchymoses en train de se résorber. Il arrive, dit-il, par extraordinaire, qu'il éprouve des douleurs accusées surtout dans un membre, l'autre étant presqu'indemne, et que les ecchymoses se montrent sur le membre non douloureux,

5 *avril.* — Hier matin est apparue à la partie antérieure de la région du biceps une tache rouge vineuse de la dimension d'une pièce de 20 cent., qui a pris en très peu de temps la teinte brunâtre, que nous observons généralement, n'ayant jamais pu assister à l'éclosion d'une de ces taches, laquelle alors, au dire du malade, serait d'un rouge franc.

1er *novembre.* — Depuis 3 mois environ, le caractère des douleurs que ressent le malade s'est tout à fait modifié. Les douleurs fulgurantes dans les membres sont bien plus rares, et moins fortes; on constate encore, lors de leur production, l'existence de quelques taches pâles et peu étendues. Il souffre principalement de douleurs constrictives à la base du thorax.

Observation II [1].

Ataxie locomotrice ancienne. — Attaques épileptiformes. — Taches ecchymotiques sur les membres inférieurs à la suite de crises fulgurantes.

D... (Alexandre), âgé de 40 ans, voiturier, est entré le 26 juillet 1880, à l'hôpital Tenon, salle Saint-Augustin (service de M. Straus).

Pas d'antécédents héréditaires. — En 1859, une sorte d'attaque apóplectiforme. — En 1863, pendant la campagne du Mexique, il fut atteint du typhus. Sept ou huit mois après, chancre infectant qui fut suivi de maux de gorge et dont on voit encore la cicatrice. Il dit ne pas avoir eu de manifestations cutanées, ni muqueuses.

Il se porta bien jusqu'en 1870. Mais à cette époque, étant prisonnier en Allemagne, et après avoir été exposé au froid et à l'humidité pendant plusieurs jours de suite, il fut forcé de prendre le lit pour des douleurs rhumatismales, puis il fut atteint de diarrhée pendant plus d'un mois.

A partir de cette époque, le malade éprouva des douleurs fulgurantes dans les jambes, surtout dans les genoux et les cou-de-pieds. — Ces douleurs s'accompagnaient de crampes tantôt dans la jambe droite, tantôt dans la jambe gauche,

[1] Recueillie par M. Karth, interne de mon service.

immobilisant le membre dans l'extension. Cette contracture était très passagère, mais extrêmement douloureuse.

Il y a environ quatre ans survinrent des étourdissements, suivis d'attaques épileptiformes, aujourd'hui assez espacées ; au début, les étourdissements étaient au contraire très fréquents.

Il y a environ trois mois, apparurent des fourmillements dans les doigts. Un mois après survinrent des crampes dans les mains. Ces crampes n'étaient le plus souvent que le prélude d'attaques épileptiformes. Ces attaques se sont beaucoup rapprochées depuis deux mois, au point de se répéter plusieurs fois dans la même journée.

Depuis quelque temps, difficulté à marcher dans l'obscurité. Par moments, sa vue se trouble, mais il n'a jamais eu de diplopie.— Depuis six mois, il éprouve une sensation de constriction à la région épigastrique. Enfin, les fonctions génitales, très actives il y a plusieurs mois, ont considérablement baissé depuis.

30 *juillet.*— Le réflexe patellaire est absolument aboli des deux côtés. Quand on fait marcher le malade, on est frappé de l'incoordination de sa démarche. Il élargit sa base de sustentation, en marchant les jambes écartées, et frappe légèrement le sol du talon. Quand on lui ferme les yeux, il peut encore avancer, mais sa démarche devient chancelante. Il éprouve aussi une grande difficulté à rapprocher les talons et à se tenir en équilibre sur une seule jambe.

Pas de diplopie, de strabisme, ni de chute de la paupière. Pas d'inégalité pupillaire. On constate sur les deux jambes des taches jaunâtres évidemment hématiques, et ressemblant à une ecchymose en voie de régression. Une de ces taches occupe la face interne du tibia du côté droit, à cinq travers de doigt au-dessous de l'interligne articulaire du genou : elle a environ cinq centimètres de long sur un et demi de large. Un peu au-dessous existe une tache plus petite.

Du côté gauche, une tache semblable, du volume d'une pièce de un franc, occupe la face externe de la jambe, à un travers de main au-dessous du genou. Enfin une autre tache occupe le gras du mollet non loin du creux poplité.

Le malade assure avoir eu souvent des taches semblables. Elles seraient couleur brun-rougeâtre au début et prendraient la teinte jaune-verdâtre ultérieurement. Ces taches sont intimement liées aux douleurs que le malade éprouve dans les jambes. Elles suivent ces douleurs, ou du moins le malade n'en a jamais remarqué avant d'avoir eu des douleurs fulgurantes. Les taches apparaissent au-dessus du point qui a été le siège principal de la douleur : ainsi quand celle-ci siège au tiers inférieur de la jambe, c'est dans le tiers supérieur que surviennent les taches.

Sous nos yeux le malade est pris d'une douleur fulgurante à la plante du pied. Les traits du malade se contractent douloureusement. Il porte la main à son pied. Le tout dure quelques secondes. Il a eu des douleurs analogues toute la nuit et nous prédit que demain il aura presque à coup sûr des taches sur les jambes.

Traitement.— 2 gr. d'iodure de potassium.

3 *août.* — Le malade a eu des douleurs térébrantes dans le cou-de-pied toute la nuit. Ce matin il s'est aperçu de l'apparition d'une tache brunâtre, vers le milieu du mollet droit. Cette tache a entièrement disparu au moment où nous examinons le malade. Quelques jours après le malade, très indiscipliné, exige sa sortie.

Observation III [1].

Ataxie locomotrice datant de dix ans. — Ecchymoses sur les membres inférieurs à la suite de crises de douleurs fulgurantes.

Van M..., âgé de 51 ans, ébéniste, entré le 6 janvier 1880 à l'hôpital Tenon, salle Bichat (service de M. Hallopeau).

Pas d'antécédents héréditaires, pas d'alcoolisme ni de syphilis. Bonne santé antérieure.

Pendant la guerre de 1870 ; le malade eut les jambes gelées dans la neige. Après quelques heures d'engourdissement, les membres revinrent à l'état normal. Mais 4 ou 5 jours après l'accident, apparaissaient des douleurs, qui, d'abord peu violentes, allèrent en augmentant jusqu'en 1873. Pendant cette période, le malade sentit sa marche s'embarrasser de plus en

[1] Due à l'obligeance de mon collègue, M. Hallopeau.

plus, en même temps qu'une douleur violente et continue paraissait vers l'occipital des deux côtés et que survint de l'incontinence d'urine. Puis, vers 1876, les membres supérieurs furent aussi pris de douleurs, et l'écriture devint difficile. En 1878 apparurent des crises gastriques, avec des vomissements verts, bilieux, et des accès de douleurs épigastriques.

Incoordination motrice très accusée; projection brusque, saccadée, irrégulière des membres inférieurs ; marche difficile, impossibilité de la station debout, surtout les yeux fermés. La main décrit une courbe irrégulière pour arriver au point désigné au malade. De plus, il y a de l'atrophie musculaire et perte des forces surtout marquée à droite. Le courant faradique provoque des contractions moins fortes à droite qu'à gauche. Le réflexe rotulien est aboli; par instants les muscles de la cuisse droite sont le siège de crampes passagères.

Le malade ressent des douleurs de plusieurs espèces et dont la nature varie avec le siège.

Aux membres inférieurs, ce sont des douleurs parcourant comme un éclair tout le membre, douleurs fulgurantes accompagnées de secousses fibrillaires des muscles. Puis, des douleurs térébrantes autour des malléoles; ce qui le fatigue surtout, ce sont des douleurs acérées, vives, aiguës, que le malade compare à des coups de poignard et qui siègent aux cuisses. Elles se fixent sur un point et s'y succèdent avec l'instantanéité d'une série de décharges électriques. Elles apparaissent par accès de courte durée, mais souvent répétés, et formant une attaque de 8 à 10 heures.

Souvent, le lendemain de ces attaques, le malade aperçoit sur les cuisses, surtout à droite, des taches, des plaques, comme produites par une pression forte et prolongée, ou par des coups. Jamais il n'en a vu sur les jambes, où d'ailleurs il n'a jamais senti de douleurs acérées. Le malade n'aperçoit les taches que le lendemain des crises, mais il reconnaît n'avoir jamais porté son attention sur le moment précis de leur apparition. Leur étendue est variable. Les unes ont la largeur d'une pièce de deux francs, les autres d'une pièce de cinq francs, d'autres d'une étendue intermédiaire.

Leur forme est elliptique ou ovale. Elles ne font pas saillie au-dessus de la peau. Elles ne sont pas douloureuses. Leur apparition coïncide avec la disparition absolue des douleurs fulgurantes.

Ces taches sont multiples et irrégulièrement disséminées sur la surface de la cuisse.

Leur coloration est d'abord rouge, puis devient bleuâtre, violacée, jaunâtre. Après ces transformations successives, elles disparaissent au bout de deux, trois ou quatre jours, sans laisser de traces.

Aux membres supérieurs, la douleur est comparée par le malade à une cassure, à l'écrasement, la constriction du bras. Jamais il n'y a vu de taches, non plus qu'à l'épigastre où les douleurs sont comparées par lui à l'impression d'une boule de feu remontant du bas-ventre vers la gorge, sur la ligne médiane. *Il vomit une fois, il y a deux ans, pendant une crise gastrique, une écuelle de sang pur.*

Observation IV (résumée).

M. L..., agé de 51 ans, commerçant retiré, auquel je donne des soins en ville. Il y a 18 ans, violentes douleurs dans les jambes, à caractère franchement fulgurant, prises pour des douleurs rhumatismales. Actuellement, la maladie est arrivée à son apogée : incoordination énorme des membres inférieurs ; la marche est impossible. Violentes crises fulgurantes dans les membres inférieurs, empêchant le sommeil. Douleurs constrictives en ceinture, crises gastriques et rectales (le malade éprouve parfois la sensation d'un fer rouge pénétrant dans le rectum ; pendant 4 ans, ces crises douloureuses rectales s'accompagnèrent d'hémorrhagies abondantes par l'anus). Abolition du réflexe patellaire. Myosis.

J'examinai fréquemment le malade à la suite de ses crises fulgurantes, sans jamais découvrir d'ecchymoses ; mais, en l'interrogeant, il me déclara qu'au début *de sa maladie*, *pendant 6 ans*, à la suite de violentes crises douloureuses, il voyait habituellement apparaître, sur ses jambes, des taches ecchymotiques. Il en parla même à divers médecins, qui n'y prirent pas garde ou bien attribuèrent ces taches à des chocs. Voici la description de ces ecchymoses tabétiques, rédigée sur ma demande par le malade lui-même et que je reproduis textuellement :

« A l'âge de 35 ans (deux ans après le début de la maladie), je remarquai qu'à la suite de violentes douleurs, d'une durée variant de 12 à 18, 24 heures, réparties dans les jambes, et à l'endroit où je sentais des pulsations et où j'éprouvais la sensation de fortes pinçures avec tenaillements, il restait après les douleurs passées une plaque de couleur jaunâtre foncée de la dimension d'un franc; cela se produisait sur les parties charnues, soit aux mollets, soit aux cuisses et disparaissait au bout de quelques jours; j'ai remarqué cela pendant une dizaine d'années; depuis cinq à six ans ces taches ne paraissent plus. »

Observation V (communiquée par M. Hanot).

B... (Jules), 52 ans, employé de magasin. Douleurs fulgurantes des extrémités inférieures depuis quinze ans; incoordination motrice très accusée; anesthésie plantaire. Incontinence nocturne d'urine, dysurie pendant le jour. Troubles visuels. Antécédents syphilitiques anciens.

Les douleurs fulgurantes des membres inférieurs surviennent par intervalle de 15 jours à trois semaines; elles sont très vives et durent de 6 à 12 heures; elles surviennent surtout pendant la nuit.

A la suite de ces crises, le matin au réveil, le malade a observé, à plusieurs reprises, la présence de taches apparaissant spontanément, dans le voisinage de l'endroit où les douleurs étaient le plus vives; ces taches, rouge-sombre d'abord, deviennent vertes, puis jaunes et disparaissent au bout de quelques jours.

A diverses reprises, pendant son séjour à l'hôpital, on a pu s'assurer de la production de ces taches, au membre inférieur, à la suite de fortes crises douloureuses.

L'observation suivante a été recueillie, sur ma demande, par mon excellent ami M. Rendu, avec tout le soin qu'il apporte à ses recherches. On me saura gré de la reproduire *in extenso*.

Observation VI.

Ataxie locomotrice d'origine probablement syphilitique : douleurs fulgurantes et crises gastriques. Constatation, sur les membres inférieurs, de taches ecchymotiques spontanées, recueillie et communiquée par M. Rendu.

Le nommé Ernest H..., âgé de 37 ans, se présente le 29 mai 1880, dans la salle Gerando, avec la plupart des symptômes de l'ataxie locomotrice progressive. Cet homme, robuste en apparence et fortement musclé, raconte qu'à l'âge de 18 ans il a eu une fièvre typhoïde. L'année suivante, il a contracté un chancre qui lui dura un mois, mais qui parut n'être suivi d'aucune manifestation syphilitique secondaire : il affirme notamment n'avoir jamais eu de plaques muqueuses.

A l'âge de 27 ans se place un incident qui a peut-être une certaine importance étiologique. A la bataille de Champigny, le malade, incorporé dans les mobiles de la Seine, eut les pieds gelés et fut soigné dans une ambulance américaine, où il resta deux mois sans pouvoir, dit-il, remuer les pieds pendant tout ce temps. Au bout de huit semaines, la sensibilité reparut dans ses orteils sous forme de fourmillements, et le mouvement revint à son tour. Quoi qu'il en soit, la guérison de cette congélation fut complète, et pendant neuf ans, de 27 à 35 ans, le malade put exercer sa profession de marbrier sans la moindre gêne.

Depuis deux ans, sans cause connue, les premiers symptômes ataxiques se sont manifestés sous forme de douleurs fulgurantes irradiées de préférence dans la cuisse droite et aussi dans la région lombaire. Des crises gastriques assez rares se manifestèrent quelques mois après, accompagnées de vomissements verdâtres. Il n'y eut point de troubles de la vue.

Six mois après le début de ces accidents, la marche commença à être incertaine, les pieds se déjetaient à droite et à gauche, et la sensibilité était évidemment émoussée, car le malade appréciait imparfaitement le terrain sur lequel il marchait.

Depuis le commencement de l'année 1880, les mictions sont devenues involontaires ; les garde-robes sont toujours volontaires, mais rares. Jusqu'à présent, le malade a été soigné dans le service de M. Delpech à Necker, et de M. Mesnet à Saint-Antoine.

Au moment de son entrée, nous constatons tous les signes d'une ataxie locomotrice. Incoordination notable de la marche, avec conservation de la force musculaire dans les membres inférieurs; douleurs fulgurantes le long de la colonne vertébrale et dans les jambes; vertiges et chutes quand on rapproche les talons du malade; abolition des réflexes tendineux du genou et des réflexes plantaires ; diminution de la sensibilité au contact et à la douleur; peu ou point de troubles de la vue. Crises gastriques de plus en plus rares. Urines fréquentes, sans albumine ni sucre, mictions involontaires. Insomnie habituelle et rêves continuels.

En raison de la possibilité d'accidents syphilitiques, le traitement est ainsi institué : iodure de potassium, 4 grammes par jour, frictions mercurielles tous les trois jours le long du rachis, bains sulfureux deux fois par semaine.

Dans les quinze premiers jours du séjour du malade à l'hôpital, surviennent trois crises gastriques très violentes, avec vomissements, accélération du pouls, état vultueux, apparence fébrile, mais sans élévation thermique notable.

Au traitement précédemment institué sont ajoutées des cautérisations ignées le long de la colonne vertébrale. Ces cautérisations, répétées deux fois, soulagent le malade et, à partir de ce moment, il n'a plus eu de crises gastriques.

Le malade reste à l'hôpital pendant les mois de juin, juillet et août; il va mieux et ne souffre que rarement de douleurs fulgurantes; le sommeil est revenu, l'état général est meilleur, mais la marche reste toujours désordonnée, quoique, d'après le dire du malade, l'équilibration soit un peu meilleure. Ce qui rend cette assertion vraisemblable, c'est l'amélioration incontestable qu'a subie l'écriture du malade; d'abord illisible et tremblée, elle est devenue beaucoup plus nette et à peine chevrotante : au commencement d'août, le malade écrit lentement, mais lisiblement et sans se reprendre à plusieurs fois pour écrire un mot, comme cela avait lieu d'abord. Il quitte la salle Gerando pour aller à Vincennes le 16 août.

Revenu dans le service le 30 octobre, il se plaint d'une recrudescence considérable de sa douleur fulgurante. C'est alors que, ayant connaissance des recherches de notre collègue, M. Straus, nous avons recherché attentivement s'il existait chez le malade des ecchymoses spontanées, et voici ce que nous avons constaté :

Les douleurs fulgurantes revenaient chez ce malade tous les deux ou trois jours, et elles occupaient de préférence les cuisses, les jambes et les genoux, bien que parfois elles étendissent leurs irradiations vers les membres supérieurs et jusqu'aux doigts. Elles revenaient presque toujours la nuit, et empêchaient complètement le sommeil.

Or, plusieurs fois, à la visite du matin, nous avons constaté sur la jambe droite et au genou gauche de petites taches jaunâtres, de la grandeur d'un pois ou d'une noisette, présentant des limites effacées, ne disparaissant pas sous le doigt, offrant en un mot tous les caractères d'une ecchymose datant de quelques jours et commençant à pâlir. Ces taches duraient trois ou quatre jours en moyenne. Nous nous sommes demandé d'abord si elles ne pouvaient être le résultat de coups, le malade étant maladroit dans sa démarche et se heurtant fréquemment; mais à côté de ces petites taches se distinguaient parfaitement de véritables ecchymoses traumatiques, qui n'avaient ni la forme, ni les dimensions des autres, qui correspondaient toujours au tibia ou à la rotule et qui, à la pression, étaient le siège d'une certaine douleur. Au contraire, jamais ces petites taches jaunâtres n'éveillaient à la pression la moindre sensibilité, et elles siégeaient à la partie postérieure et interne du mollet, en des points où l'idée d'un traumatisme était difficilement soutenable. Le malade, d'ailleurs fort intelligent, affirmait que ces taches survenaient spontanément, sans cause connue, et le plus souvent à la suite de violentes douleurs fulgurantes.

Sur ce point, cependant, nous n'osons être affirmatifs, n'ayant pour nous renseigner que le dire du malade. Nous avons, en effet, vu chez cet homme des crises de douleurs, sans que les taches ecchymotiques apparussent le lendemain ni les jours suivants. Nous devons dire également que chez lui nous n'avons jamais surpris l'ecchymose à sa phase initiale, c'est-à-dire avec une teinte rouge vineuse plus ou moins accentuée : les taches étaient toujours d'emblée jaunâtres, ressemblant à du purpura pâli. Nous en avons conclu que probablement les hémorrhagies se faisaient assez profondément dans le derme et qu'elles ne devenaient visibles que quand la matière colorante s'était diffusée à travers les couches plus superficielles de la peau; mais nous croyons pouvoir affirmer qu'il s'agissait bien d'hémorrhagies spontanées, survenues en dehors de toute cause traumatique accidentelle.

Ce malade est resté en observation depuis le 1er novembre jusqu'au 15 décembre. Les taches jaunâtres ecchymotiques n'ont été constatées que trois fois pendant ce laps de temps; il est vrai que sous l'influence du traitement (salicylate de soude à 1 gr. par jour et bains sulfureux) les douleurs fulgurantes étaient devenues beaucoup plus rares. Le 14 et le 26 novembre, il y eut cependant une crise douloureuse fort nette, mais sans manifestation hémorrhagique. Le malade demanda sa sortie le 15 décembre, sans que l'on eût pu constater de nouveau ce phénomène.

On voit que les *ecchymoses tabétiques* (comme je propose de les appeler) apparaissent chez un certain nombre d'ataxiques, sur la peau des membres, à la suite des grandes crises de douleurs fulgurantes. Ces crises, comme on sait, constituent de véritables accès formés par une série de douleurs aiguës siégeant dans tel ou tel point de la jambe, de la cuisse, du bras, de la main, etc., et pour la description desquelles les malades emploient les comparaisons bien connues de tenaillements, de morsure, de torsion, d'éclatement, de déchirure des chairs. Ces accès, avec des alternatives de rémissions et d'exacerbations, durent 8, 12, 24, et parfois 48 heures, empêchant le malade de dormir, de manger, de prendre le moindre repos. Ces crises terribles laissent le malade pâle, brisé par la douleur et par l'insomnie, et plein d'angoisses.

C'est au moment où les douleurs s'atténuent et s'effacent que l'on voit les taches ecchymotiques apparaître. Tous les malades que j'ai interrogés à cet égard sont unanimes : l'apparition des taches coïncide toujours avec l'apaisement des douleurs ; quelquefois elles ne se montrent que plusieurs heures après la cessation de l'accès.

Je n'ai jamais pu les saisir au moment même de leur apparition ; d'après le récit des malades, elles seraient alors d'une coloration rouge plus ou moins foncée; parfois, dès le début, elles présentent une couleur bleu-rougeâtre, annonçant déjà une rapide modification de la matière colorante du sang extravasé. De brun-rouge, la couleur devient brun-verdâtre, brun-jaunâtre, pour se réduire, au bout de quelques jours, à une tache brun sale qui s'atténue graduellement, en commençant par les bords. Au bout de 4 à 6 jours, toute pigmentation anormale a généralement disparu. L'apparence, en un mot, ainsi que l'évolution des taches est identique à celle des ecchymoses qui résultent d'une contusion un peu forte (appelés vulgairement des *bleus*) ou d'un fort pincement de la peau. Seulement, ces taches sont entièrement indolores, tant spontanément qu'à la pression, tandis que les ecchymoses qui résultent d'un coup sont toujours plus ou moins douloureuses.

La forme des taches est irrégulièrement circulaire ; les dimensions en sont variables, depuis celles d'une pièce de deux francs et même de cinq francs jusqu'à celles d'une lentille. Le nombre est variable aussi ; presque toujours les taches sont multiples (trois à quatre sur un membre).

L'étendue et l'intensité de la coloration des ecchymoses tabétiques est généralement proportionnelle à la durée et à la violence des crises douloureuses qui leur donnent naissance. Les fulgurations passagères, les douleurs en éclairs fugaces de la période tout à fait initiale n'en déterminent pas. Elles n'apparaissent que quand les douleurs affectent le type d'accès violents et de longue durée.

Le siège qu'occupent ces taches offre des particularités qu'il est bon de mettre en relief.

Presque toujours elles occupent le membre et le segment du membre qui est le siège principal des douleurs tabétiques, siégeant d'un seul côté quand les douleurs sont surtout unilatérales, des deux côtés quand elles occupent les deux membres.

Les grands accès douloureux des membres chez les ataxiques présentent généralement un *point fixe*, placé tantôt dans la continuité du membre, tantôt au niveau d'une articulation, le genou ou le cou-de-pied par exemple. C'est à ce niveau surtout que l'intensité des douleurs est extrême et qu'il semble au malade qu'on enfonce une tige de fer, un poinçon, qu'on tourne une vrille, qu'on serre un anneau, etc. Or, chose curieuse, les ecchymoses tabétiques siègent communément, non pas sur la partie de peau correspondant au siège maximum de la douleur, mais plus haut, en se rapprochant de la racine du membre. Dans l'OBSERVATION I, cette particularité de siège était constante. Ainsi, quand la crise douloureuse occupait surtout le cou-de-pied, les ecchymoses siégeaient 5 à 10 centimètres plus haut, vers la partie moyenne de la jambe ; quand les douleurs occupaient le coude, c'était la partie moyenne du bras sur laquelle apparaissaient les ecchymoses. La même remarque se vérifie pour le malade de l'OBSERVATION III. Je n'oserais cependant l'établir comme règle générale.

La distribution des taches ecchymotiques sur la peau

n'offre aucun rapport avec le trajet des nerfs cutanés, différant en cela des éruptions tabétiques décrites par M. Charcot.

Il arrive parfois, mais très exceptionnellement, que les douleurs sont presque exclusivement limitées à un seul membre, le membre homologue du côté opposé étant indemne ; et les taches peuvent apparaître, non sur le membre endolori, mais sur celui du côté opposé. (Obs. I.)

L'époque de la maladie à laquelle on voit apparaître les taches ecchymotiques et le temps pendant lequel on les observe n'offrent rien de fixe. Ils peuvent se montrer tant que durent les grandes crises douloureuses des membres. Dans l'Observation IV, elles apparurent deux ans après le début de la maladie, et se montrèrent pendant six ans ; dans les huit années suivantes, malgré la persistance des crises douloureuses, elles n'ont plus reparu. Jamais je n'ai pu constater la présence de ces taches sur le tronc, à la suite des douleurs constrictives en ceinture.

Quant à la fréquence de l'apparition de ces taches dans l'ataxie locomotrice, je ne crois pas être enclin à l'exagération en regardant ce phénomène comme *très commun*. Sur une dizaine, tout au plus, d'ataxiques que j'ai eu à traiter dans mon service depuis les quelques mois que mon attention est éveillée sur ce signe, deux offraient présentement ces ecchymoses ; l'Observation IV, quoiqu'elle ne se rapporte pas à l'état actuel du malade et qu'il faille nous en rapporter à son récit, en est également un bel exemple. Enfin, mes collègues MM. Hallopeau, Hanot et Rendu, sur la prière que je leur ai faite de rechercher de leur côté le phénomène en question, ont pu presque aussitôt m'en communiquer chacun une observation. Le contrôle ultérieur sans doute nous renseignera sur le degré de fréquence réelle de cet épiphénomène des douleurs fulgurantes des tabétiques.

Qu'il s'agisse, dans la production de ces taches ecchymotiques, de troubles vaso-moteurs relevant de la lésion des cordons blancs postérieurs et de la sclérose des racines postérieures de la moelle, comme les douleurs fulgurantes elles-mêmes qu'elles accompagnent, c'est ce qu'on accordera sans doute sans difficulté. Le traumatisme n'est nullement en jeu, et il ne saurait être question d'ecchymoses résultant du choc des membres contre des objets durs, à la suite de l'incoordination motrice. Il suffira de jeter un coup d'œil sur les observations pour dissiper tout soupçon à cet égard : le malade de l'OBSERVATION I, notamment, ne quitte, pour ainsi dire, jamais son lit et n'est par conséquent pas exposé à se heurter fréquemment. Du reste, le siège des taches (situées aussi bien dans le sens de la flexion des membres que dans celui de l'extension, au niveau de la peau des parties molles, comme le mollet ou la cuisse, qu'au niveau de la crête ou du bord interne du tibia), leur apparition pour ainsi dire mathématique, et pouvant être prédite presqu'à coup sûr par le malade quelques heures à la suite des crises douloureuses, sont des caractères qui écartent toute idée de cause traumatique. Il s'agit là d'un phénomène vasomoteur étroitement lié aux crises douloureuses elles-mêmes.

Sous quelle influence et par quel mécanisme ces taches ecchymotiques s'effectuent-elles ? C'est là un dernier point qu'il nous reste à soulever.

Les douleurs si caractéristiques de l'ataxie locomotrice sont évidemment liées au travail irritatif dont les racines et les cordons postérieurs de la moelle (et la pie-mère correspondante) sont le siège. Ce qui le prouve, ainsi que le fait remarquer M. Charcot, c'est que des douleurs fulgurantes identiques à celles de l'ataxie se produisent, en l'absence de toute lésion tabétique, dans des cas de myélite et de méningo-myélite, spontanée ou consécutive à un mal de Pott ou à une tumeur intra-rachidienne, lorsque les racines postérieures ou les faisceaux postérieurs de la moelle sont compromises. « Si ces douleurs semblent avoir pour siège les parties périphériques, cela tient à ce que les impressions nées dans la moelle épinière ou dans les racines postérieures, sont rapportées à la périphérie par le sensorium. » (Vulpian.) C'est là, dans l'analyse physiologique du tabes dorsal, le point qui se dégage avec le plus de netteté.

Comment le travail irritatif, qui porte sur les racines et les faisceaux blancs postérieurs de la moelle, amène-t-il, en même temps que les douleurs fulgurantes, les troubles vaso-moteurs aboutissant à la production de taches ecchymotiques? Deux hypothèses peuvent être faites à ce sujet.

La première hypothèse, la plus classique et la plus conforme aux faits physiologiques bien établis, consiste à voir dans ces ecchymoses le résultat de congestions vasculaires locales, de nature vaso-dilatatrice, active, ou de nature vaso-paralytique, résultant du retentissement, par voie réflexe, de l'irritation des faisceaux radiculaires postérieurs sur les nerfs vaso-moteurs qui émergent de la moelle par les racines antérieures correspondantes ou voisines. Le fait qui nous occupe rentrerait dans le cadre ordinaire des phénomènes congestifs d'ordre réflexe, comme on les voit survenir fréquemment à la suite de l'excitation douloureuse des nerfs sensitifs ou des racines postérieures de la moelle, congestion aboutissant rapidement à la diapédèse des globules rouges ou à la transsudation de la matière colorante du sang et à la formation d'une tache ecchymotique.

Une autre explication pourrait être proposée. On pourrait rattacher ces troubles vasculaires à l'irritation *directe*, *centrifuge*, de filets vaso-moteurs (vaso-dilatateurs) contenus dans les racines spinales *postérieures*. Pour que cette hypothèse fût valable, il faudrait que la présence de filets vaso-moteurs dans les racines *postérieures* fût établie; or, l'on sait que presque tous les physiologistes (Cl. Bernard, Schiff, Vulpian) sont d'accord pour admettre que les nerfs vaso-moteurs qui émanent de la moelle empruntent la voie des racines antérieures. Il existe cependant des expériences de M. Brown-Séquard [1] qui tendraient à faire admettre que les racines postérieures, elles aussi, renferment des filets vaso-moteurs. Il a vu la section des racines postérieures des cinq ou six derniers nerfs dorsaux et des deux premiers lombaires suivie de dilatation des vaisseaux et d'augmentation de température des membres postérieurs; mais on peut objecter à ces expériences qu'il s'agit là d'une action *réflexe*, vaso-dilatatrice et non d'effets vaso-moteurs directs [2].

[1] Cité par Beaunis. *Éléments de Physiol. humaine*, 1re édit., 1876, p. 962.

[2] Cette interprétation, basée sur l'hypothèse de l'existence de filets vaso-moteurs dans les racines postérieures et de l'irritation directe

Récemment, M. S. Stricker, se basant sur des expériences pratiquées sur le chien, admit que les filets *vaso-dilatateurs* contenus dans le nerf sciatique quittent la moelle par les racines *postérieures* des 4e et 5e paires lombaires [1].

Il est vrai que M. A. Cossy [2], dans des expériences instituées sous la direction de M. Vulpian, et M. Vulpian lui-même [3], ont reproduit les expériences de Stricker sans observer les résultats obtenus par ce physiologiste.

La question cependant n'est pas encore définitivement jugée, et Stricker, dans une communication plus

(vaso-dilatatrice) de ces filets pendant les crises fulgurantes avec ecchymoses, s'accorderait avec une explication analogue, très ingénieuse, proposée par M. Charcot, pour les troubles trophiques de la peau (urticaire, pemphigus, etc.) que l'on constate dans les mêmes circonstances.

« Les expériences nombreuses, dit-il, faites dans ces derniers temps, sur les réunions bout à bout de nerfs de fonctions différentes, tels par exemple l'hypoglosse et le lingual (Vulpian) ont mis hors de doute que les excitations produites sur un point quelconque d'une fibre nerveuse sensitive ou motrice, se propagent aussitôt et simultanément dans le sens centripète et dans le sens centrifuge. D'après cela, il est permis de supposer que les irritations pathologiques développées sur un nerf sensitif, soit à son origine centrale, soit sur un point de son trajet, retentissant dans la direction centrifuge jusqu'à l'extrémité terminale des filets nerveux, c'est-à-dire dans les papilles du derme, ou encore dans l'épaisseur du réseau muqueux (Langerhans, Biésadecki), pourront, dans certains cas, provoquer là un travail phlegmasique. On comprendrait ainsi, par exemple, le développement assez fréquent d'éruptions bulleuses ou pemphigoïdes, du zona, en conséquence de lésions portant sur les faisceaux postérieurs de la moelle ou sur les racines spinales sensitives.... Un certain nombre au moins de troubles trophiques consécutifs aux lésions du système nerveux trouveront peut-être dans cette hypothèse leur explication sans qu'il soit nécessaire d'avoir recours à la théorie des nerfs trophiques. » (Charcot, *loc. cit.*, p. 152.)

[1] S. Stricker. — *Untersuchungen über die Gefæssnervenwurzeln des Ischiadicus* (*Wiener Sitzungsber.* Bd. 74, juillet 1876, p. 1).

[2] A. Cossy. — *Réflexions sur le travail précédent.* (*Arch. de Physiol.*, 1876, p. 832.)

[3] Vulpian. — Analyse des nouvelles expériences de Stricker. (*Arch. de Physiol.*, mai 1878.)

récente [1], maintient, malgré les résultats contradictoires de M. Vulpian, l'existence de filets vaso-dilatateurs dans les racines postérieures de la moelle.

Si la présence, dans les racines postérieures, des fibres vaso-dilatatrices admises par Stricker, venait à être définitivement établie, les troubles vaso-moteurs que nous venons d'étudier trouveraient une interprétation toute naturelle. Ils se rattacheraient à l'excitation *directe* de ces filets vaso-dilatateurs pendant les poussées congestives et les recrudescences du travail inflammatoire qui s'effectuent probablement vers les cordons et les racines postérieures de la moelle pendant les grandes crises de douleurs fulgurantes.

En terminant, je rapprocherai les taches ecchymotiques cutanées de certaines hémorrhagies des muqueuses, liées aux crises douloureuses viscéralgiques, et que l'on a signalées depuis longtemps comme pouvant se manifester dans le cours de l'ataxie. Dans les crises gastralgiques, si bien décrites par M. Charcot, il n'est pas rare de voir survenir des vomissements de sang, soit pur, soit en partie digéré (marc de café) [2], au point qu'à un examen peu approfondi, la maladie a pu être confondue avec l'ulcère simple de l'estomac. Un de nos malades (OBSERVATION IV), à la suite de violentes crises rectalgiques, présenta pendant quatre ans de fortes hémorrhagies par l'anus. Il est permis de

[1] Entgegnung auf die Mittheilung des Herrn Vulpian « über die Gefæssnerven in den sensiblen Rückenmarkswurzeln ». (*Oesterreich. med. Jahrb.*, heft 3, p. 409, 1878.)

[2] Voir à ce sujet Petitjean. — *Des crises gastriques dans l'ataxie*. Th. de Paris, 1874.

penser qu'il s'agit là encore de phénomènes congestifs et hémorrhagiques d'ordre vaso-moteur, analogues à ceux dont nous venons de faire l'étude.

Évreux, Ch. Hérissey, imp. — 681

291

www.ingramcontent.com/pod-product-compliance
Lightning Source LLC
LaVergne TN
LVHW021528140926
848035LV00047B/1251

* 9 7 8 2 0 1 9 6 4 7 2 8 5 *